Jobin Jose
Anish Vijayan
Jayaprakash Krishnan

Organogéis: Uma plataforma versátil para aplicações de administração de medicamentos

Jobin Jose
Anish Vijayan
Jayaprakash Krishnan

Organogéis: Uma plataforma versátil para aplicações de administração de medicamentos

ScienciaScripts

Imprint

Any brand names and product names mentioned in this book are subject to trademark, brand or patent protection and are trademarks or registered trademarks of their respective holders. The use of brand names, product names, common names, trade names, product descriptions etc. even without a particular marking in this work is in no way to be construed to mean that such names may be regarded as unrestricted in respect of trademark and brand protection legislation and could thus be used by anyone.

Cover image: www.ingimage.com

This book is a translation from the original published under ISBN 978-620-2-06574-0.

Publisher:
Sciencia Scripts
is a trademark of
Dodo Books Indian Ocean Ltd. and OmniScriptum S.R.L publishing group

120 High Road, East Finchley, London, N2 9ED, United Kingdom
Str. Armeneasca 28/1, office 1, Chisinau MD-2012, Republic of Moldova, Europe
Printed at: see last page
ISBN: 978-620-7-86757-8

ÍNDICE

1. INTRODUÇÃO

Durante muitas décadas, o sistema de administração tópica de medicamentos foi considerado a melhor e mais fácil forma de administração de agentes terapêuticos para efeitos locais; no entanto, também apresenta alguns efeitos sistémicos. A absorção de fármacos através da aplicação tópica é fácil devido à presença de inúmeros vasos sanguíneos na pele. Entre as várias formulações tópicas, o sistema semi-sólido tem grande importância devido à sua facilidade de absorção através das camadas da pele.

As formas de dosagem tópica são mais eficazes e menos tóxicas do que as formas de dosagem convencionais. Existem diferentes factores que podem afetar a absorção tópica de fármacos, como a dimensão das partículas do fármaco, a natureza química do fármaco, factores fisiológicos como a humidade, a textura da pele, a temperatura da pele, a idade, o sexo, as condições de doença, etc. Vários parâmetros de formulação também afectam a absorção [1].

Registaram-se vários progressos no domínio dos sistemas de administração tópica. Foram desenvolvidas inúmeras formulações tópicas inovadoras. Os géis são a forma mais conveniente de sistemas de administração tópica que têm muita aplicação na indústria farmacêutica. Em comparação com outras preparações tópicas semi-sólidas, como pomadas e cremes, o gel tem melhores propriedades de aplicação e estabilidade. Também permite a administração controlada de medicamentos. Atualmente, estão disponíveis no mercado vários géis inovadores. Entre eles, o organogel, que é um novo tipo de sistemas de gel, tornou-se popular num curto espaço de tempo devido às suas várias vantagens. Atualmente, têm sido desenvolvidos muitos avanços neste domínio. A popularidade aumenta devido ao seu poder de penetração através das camadas da pele sem adição de potenciadores químicos, à facilidade de preparação e ao facto de poder conter agentes terapêuticos hidrofílicos e lipofílicos [2].

A infeção fúngica cutânea é uma das doenças mais comuns observadas em todo o mundo. Muitos fungos que ocorrem no nosso ambiente podem causar vários tipos de infecções em diferentes partes do corpo, tanto em seres humanos como em animais. Existem vários medicamentos disponíveis para tratar estes tipos de infecções fúngicas, como o cetoconazol, o clotrimazol, o miconazol, etc.

A anfotericina B é um agente antifúngico de largo espetro que é normalmente utilizado para tratar infecções fúngicas sistémicas por administração intravenosa. A aplicação tópica da anfotericina B é limitada devido à sua baixa absorção através da mucosa ou da pele. Devido à sua natureza lipofílica, não se dissolve em meio aquoso.

Estão disponíveis várias formulações tópicas, tais como cremes, géis e loções, mas estas são indesejáveis para muitos medicamentos devido à sua fraca absorção e a outros efeitos secundários. Para evitar todos estes inconvenientes, é uma nova ideia preparar uma formulação de organogel incorporando a anfotericina B como agente terapêutico. O organogel tem um melhor poder de penetração através das camadas da pele sem qualquer catalisador químico e é um bom transportador de fármacos lipofílicos. Estes novos sistemas de administração de fármacos podem também produzir uma administração controlada de fármacos; podem também melhorar significativamente o seu desempenho em termos de eficácia, segurança e estabilidade [3].

2. Anatomia da pele

A pele é o maior órgão do corpo, que cobre a superfície externa do corpo. É também conhecida como membrana cutânea. É a barreira física do corpo em relação ao ambiente. As principais funções da pele são a termorregulação do corpo, actua como reservatório de sangue, protege o corpo de diferentes formas, a pele tem a capacidade de sintetizar vitamina D, pode também absorver materiais do ambiente externo e pode também eliminar os materiais do corpo, e detecta sensações cutâneas [4].

A pele é constituída por três camadas;

1. Epiderme superficial,

2. Derme

3. Hipoderme.

Epiderme

A epiderme tem cerca de 50-150µm de espessura e é constituída maioritariamente (cerca de 90%) por células que se renovam frequentemente e que se deslocam para o exterior, denominadas queratinócitos. Os pigmentos produtores de melanina, designados por melanócitos, estão localizados na epiderme em cerca de 8%. As células de Langerhans, localizadas numa pequena área da epiderme, que podem produzir uma resposta imunitária. As células de Merkel são as menos numerosas das células epidérmicas, localizadas na camada mais profunda da epiderme, que podem detetar as sensações de toque. Em quase todas as partes do corpo, a epiderme é constituída por quatro camadas

1. Estrato basal

2. Estrato espinhoso

3. Estrato granuloso

4. Estrato córneo

Derme

A segunda parte da pele é a derme; é composta por tecido conjuntivo denso e irregular que contém colagénio e fibras elásticas. Esta camada é muito mais espessa do que a epiderme. A pele tem uma boa resistência à tração e elasticidade devido à presença de uma rede fibrosa e também dá apoio às redes nervosas e vasculares.

Hipoderme

A hipoderme, também designada por camada subcutânea, localizada junto à derme, contém tecidos areolares e adiposos. A função desta camada é atuar como depósito de gordura e de grandes vasos sanguíneos presentes na mesma, que irrigam a pele. Os corpúsculos de Pacini, um tipo de terminações nervosas, também se encontram nesta camada e são sensíveis à pressão [4].

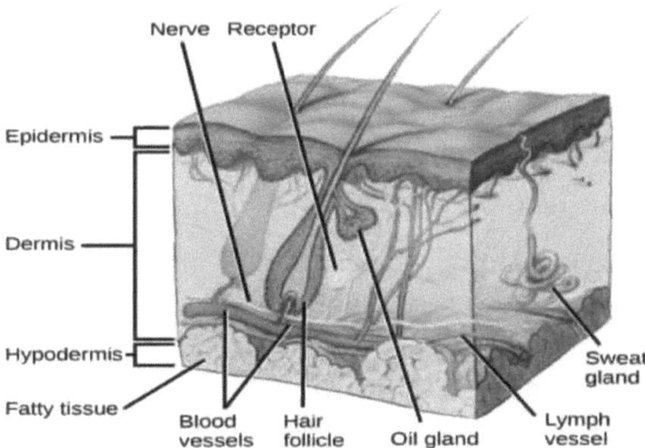

Fig.1. Ilustração em corte transversal da pele humana

3. Sistemas de administração tópica

A via tópica é considerada uma das vias mais fáceis de administração de medicamentos. É a melhor via de administração de medicamentos, tanto para efeitos locais como sistémicos. A caraterística mais importante da via tópica é que pode administrar o medicamento diretamente no local de ação e actua durante muito tempo. Em comparação com as formas de dosagem convencionais, estas são menos tóxicas por natureza devido à sua composição e estrutura em bicamada. As formas de dosagem tópica estão a ser formuladas utilizando transportadores de fármacos que asseguram uma localização ou penetração adequada do fármaco no interior ou através da pele, a fim de aumentar os efeitos locais e minimizar os efeitos sistémicos. Estas vias têm vantagens como a proteção contra a irritação gastrointestinal, evitam o metabolismo de primeira passagem e podem também aumentar a biodisponibilidade dos fármacos.

A medicação tópica é uma medicação em que as formas de dosagem são aplicadas diretamente na pele. Estes são aplicados em superfícies do corpo como a pele ou a membrana mucosa. Os medicamentos tópicos incluem cremes, espumas, géis, loções e pomadas. A maioria dos medicamentos tópicos é aplicada diretamente na pele [5].

Benefícios dos sistemas de administração tópica

- Boa adesão dos doentes
- Evita o metabolismo de primeira passagem e a irritação gastrointestinal
- Auto-medicação
- Facilidade de aplicação
- Biodisponibilidade melhorada
- Facilidade de terminar a terapia
- Seguro e menos tóxico

Desvantagens dos sistemas de administração tópica

- Má permeabilidade de alguns medicamentos

- Possibilidade de reacções alérgicas

- Os medicamentos de grande peso molecular são difíceis de absorver através das camadas da pele

Mecanismo de absorção de medicamentos por via tópica

Quando um sistema de fármacos é aplicado topicamente, o fármaco difunde-se passivamente a partir do transportador ou veículo e divide-se no estrato córneo ou nos canais sebáceos das glândulas pilossebáceas, dependendo da localização das moléculas do fármaco. A partir destes locais, o fármaco difunde-se continuamente para os tecidos epidérmicos e dérmicos viáveis, segundo o princípio do gradiente de concentração. As moléculas do fármaco presentes na formulação no local de aplicação são transportadas para todo o corpo através da microcirculação [6].

4. Infecções fúngicas tópicas

No mundo atual existem muitas infecções fúngicas cutâneas causadas por diferentes organismos como fungos, leveduras, etc.

Os fungos podem ser organismos unicelulares ou multicelulares muito complexos e são classificados no reino *Mycota*. São organismos aeróbicos, heterófilos, eucarióticos, aclorofilados, que podem reproduzir-se de forma sexuada ou assexuada, ou de ambas as formas. Os esteróis, como o ergosterol e o zimosterol, estão presentes na membrana celular dos fungos. No caso das membranas celulares dos mamíferos, estas contêm colesterol como esterol primário. Os medicamentos utilizados para o tratamento de infecções fúngicas superficiais podem inibir a síntese de ergosterol, que está presente na membrana celular dos fungos e leva à lise celular. Um medicamento antifúngico tópico não actua muito sobre os esteróis presentes na membrana dos mamíferos, pelo que são menos prejudiciais para a pele [7].

As infecções fúngicas podem ser divididas em quatro tipos.

1. Infecções fúngicas superficiais

2. Infecções fúngicas subcutâneas localizadas

3. Infecções fúngicas sistémicas

4. Infecções fúngicas oportunistas

As infecções fúngicas superficiais podem afetar a epiderme, a mucosa, o cabelo ou a unha. Existem dois tipos de fungos que podem causar infecções fúngicas superficiais: os dermatófitos e os não dermatófitos. No caso das infecções fúngicas superficiais por dermatófitos, os fungos dermatófitos podem crescer com a utilização da proteína queratina presente na pele. Enquanto os não dermatófitos utilizam os lípidos como substrato de crescimento [8].

Organismos causadores de infecções fúngicas cutâneas superficiais

Dermatófitos

1. *Epidermophyton floccosum*

2. Espécies de *Microsporum*

3. Espécies de *Trichophyton* Não-dermatófitos

1. *Espécies de Candida*

2. *Pityrosporum orbiculare (Malassezia furfur)*

3. *Exophiala werneckii*

4. *Piedraia hortae*

5. *Trichosporon beigelii*

6. *Hendersonula toruloidea*

7. *Scopulariopsis brevicaulis*

Infecções fúngicas

Tinha da cabeça

Trata-se de uma infeção fúngica mais comum nas crianças, que pode afetar o couro cabeludo e os fios de cabelo. O verme do anel é o organismo causador da tinea capitis. A propagação desta infeção deve-se a más condições de higiene e à aglomeração de pessoas e pode propagar-se através de chapéus, escovas, fronhas e outros objectos inanimados. Os organismos viáveis podem viver no cabelo afetado durante mais de um ano. A tinha do couro cabeludo é caracterizada por alopecia irregular ou bem demarcada e descamação [9]. A alopécia de "pontos negros" que se produz devido à fratura dos cabelos inchados do couro cabeludo.

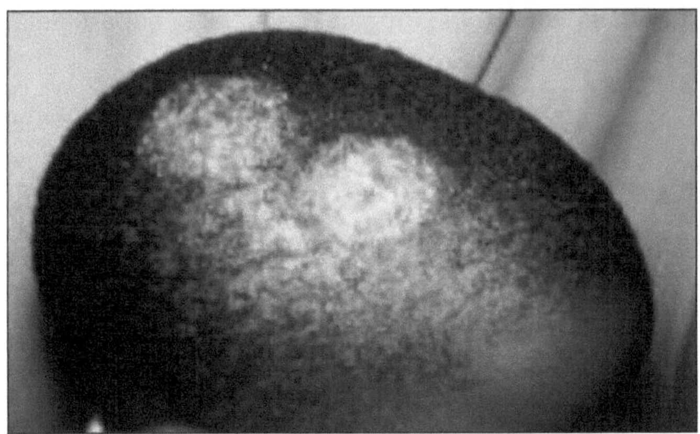

Fig. 2 Tinha do couro cabeludo

Tinha corporal

Trata-se de uma infeção fúngica superficial causada pela tinea corporis. Esta infeção fúngica afecta os braços e as pernas, principalmente na pele glabra. Outras partes do corpo também podem ser afectadas pela tinea corporis. Aparece sob a forma de grandes anéis vermelhos com uma área central limpa. Esta doença pode ser transmitida de uma pessoa para outra por contacto direto.

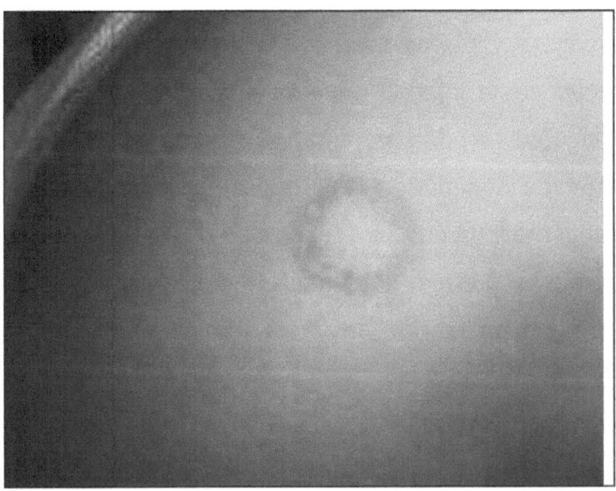

Fig. 3. Tinha do corpo

Tinha cruris

A tinea cruris é também conhecida como comichão de jock. Trata-se de infecções fúngicas superficiais que afectam a região das virilhas em qualquer sexo, sendo mais frequentes nos homens. O *Trichophyton rubrum* é o fungo comum que causa a tinea cruris. Outros fungos que podem causar tinea cruris são *Candida albicans, Trichphyton mentagrophytes* e *Epidermophyton floccosum*. A doença causa comichão ou sensação de ardor na zona das virilhas, nas pregas cutâneas das coxas ou no ânus [10].

Tinha da barba

A tinha da barba é também uma infeção por dermatófitos que ocorre nas áreas com barba da cara e do pescoço dos homens. Os organismos causadores são o *Trichophyton mentagrophytes* e o *T.verrucosum*. Este tipo de doença é mais frequente nos trabalhadores agrícolas devido à facilidade de transmissão da infeção dos animais para os seres humanos. A tinha barba pode causar descamação, pústulas foliculares e eritema [11].

Tinha facial

A tinea faciei é uma infeção fúngica que se manifesta sob a forma de uma erupção cutânea vermelha na face. Trata-se de uma doença que se encontra espalhada por todo o mundo, mas que ocorre sobretudo nas regiões tropicais devido às condições de temperatura elevada e humidade constante. Pode causar comichão e ardor. O doente pode sofrer do pior efeito de ardor e comichão quando exposto à luz solar.

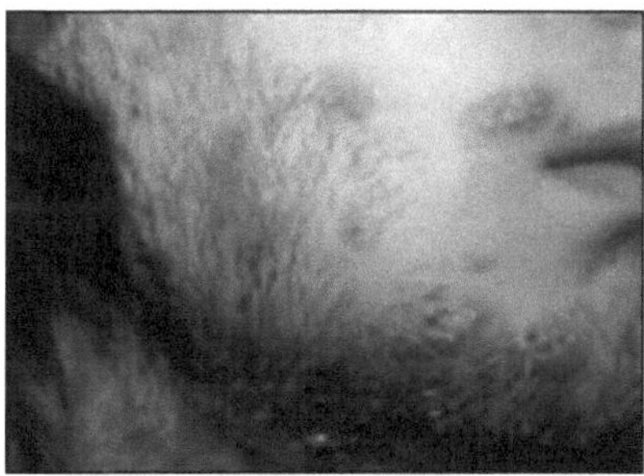
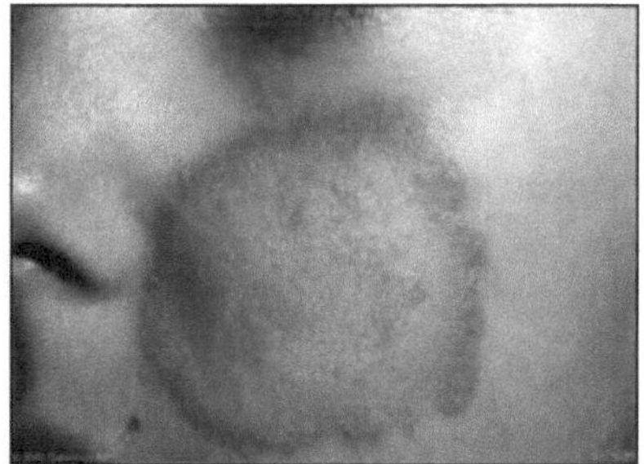

Fig. 4. Tinha da barba

Fig. 5. Tinha facial

Tinha do homem

Trata-se de uma infeção fúngica que afecta as mãos. Os principais sinais e sintomas são comichão, ardor, fissuras e descamação. Entre os diferentes tipos de dermatófitos, o *T.rubrum, o T.interdigitale e o Epidermophyton floccosum* são os organismos causadores mais comuns da infeção fúngica das mãos nos seres humanos.

Tinha do pé

É também conhecido como pé de atleta. Comichão, vermelhidão e descamação são os principais sinais e sintomas do pé de atleta. Se a infeção se agravar, a pele pode formar bolhas. Os fungos do pé de atleta têm a capacidade de se desenvolver em qualquer parte do pé, mas começam a desenvolver-se principalmente entre os dedos. É causada por muitos tipos de fungos, incluindo espécies de Trichophyton, Epidermophyton e Microsporum. A infeção por fungos é causada por fungos ambientais ou pelo contacto com a pele infetada.

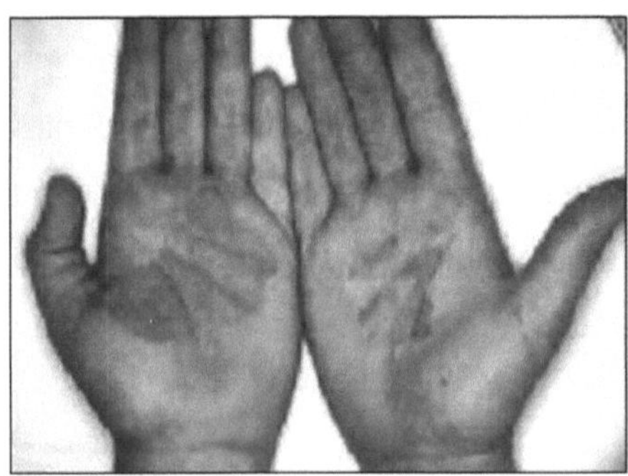

Fig. 7. Tinha do pé

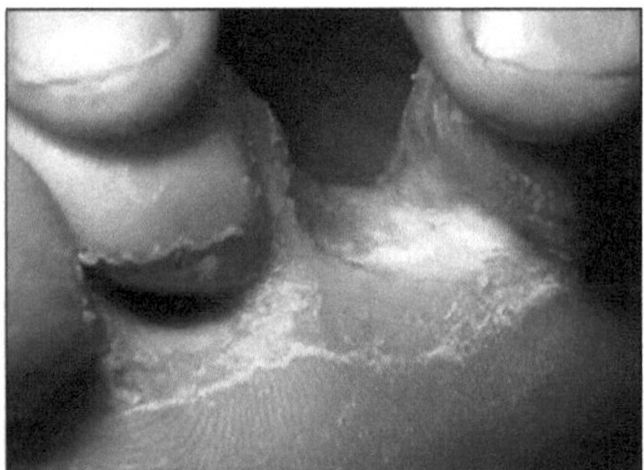

Fig. 8. Tinha do homem

Medicamentos utilizados no tratamento de infecções fúngicas

Classificação dos medicamentos antifúngicos

1. Antibióticos

a. Polienos: Anfotericina B, Nistatina

b. Benzofurano heterocíclico: Griseofulvina

2. Antimetabolito: Flucistocina

3. Azóis

a. Imidazóis: Clotrimazol, miconazol

b. Triazóis: Fluconazol, Itraconazol

4. Alilamina: Terbinafina

A infeção fúngica cutânea é uma das doenças comuns que ocorrem nos seres humanos. Os fungos que se agrupam nos tecidos sem vida do estrato córneo são designados por dermatófitos, que não produzem infecções cutâneas profundas nem infecções sistémicas. Os dermatófitos não causam uma invasão real, apenas produzem uma reação inflamatória do hospedeiro à infeção superficial. Outros tipos de infecções fúngicas causam alterações nos tecidos vizinhos e nos tecidos subjacentes e revelam uma invasão mais profunda.

Parashar B *et al.* desenvolveram um gel contendo um agente antifúngico, o nitrato de miconazol, e avaliaram-no relativamente a vários parâmetros. Os sistemas de gel foram formulados para evitar os efeitos secundários da utilização oral, como as lesões hepáticas e renais. Os géis foram formulados com diferentes concentrações de polímero. Os resultados da formulação optimizada mostraram a entrega eficiente de fármacos através da pele como gel tópico [12].

Um emulgel de cloridrato de terbinafina foi formulado e avaliado por Sabu KR para a administração tópica de infecções fúngicas. As preparações foram avaliadas relativamente a várias características e comparadas com o creme de cloridrato de terbinafina comercializado. Os resultados indicaram o padrão de libertação sustentada do cloridrato de terbinafina do emulgel para a infeção fúngica tópica [13].

A anfotericina B é um metabolito *do streptomyces nodosus* e um dos antibióticos poliénicos mais antigos, utilizado como medicamento padrão para o tratamento de infecções fúngicas invasivas. A afinidade da anfotericina B para o ergosterol é superior à do colesterol, pelo que se liga facilmente às células que contêm ergosterol, como as células fúngicas, de leishmania ou de naegleria, e a compostos semelhantes. A ligação da anfotericina B ao ergosterol leva à formação do complexo ergosterol-anfotericina B. Este complexo pode induzir a permeabilidade da membrana que se encontra na célula fúngica e leva à morte celular [14].

O gel de anfotericina B à base de lípidos para administração tópica foi desenvolvido por Sheikh S *et al.* para o tratamento de infecções fúngicas. Formularam um gel à base de lípidos de anfotericina B e verificaram a segurança, tolerabilidade e eficácia em doentes adultos seleccionados infectados com fungos cutâneos ou mucocutâneos. Os doentes que foram avaliados relativamente a infecções fúngicas cutâneas apresentaram bons resultados. Todos os doentes infectados com fungos mucocutâneos ficaram curados no final do tratamento. A partir deste estudo, concluíram que o gel de anfotericina b à base de lípidos era seguro, tolerável e eficaz em pessoas que sofriam de infecções fúngicas cutâneas ou mucocutâneas [15].

Hussain A *et al.* desenvolveram um sistema de nanoemulsão à base de gel de anfotericina B para administração tópica. O gel de nanoemulsão preparado à base de anfotericina B foi avaliado quanto ao seu tamanho, carga, pH, comportamento reológico, libertação do fármaco, permeabilidade cutânea, estudos hemolíticos, estudos *ex vivo* e estudos de atividade antifúngica *in vitro*. As formulações desenvolvidas mostraram uma libertação sustentada eficaz e segura do fármaco por aplicação tópica em infecções fúngicas superficiais [16].

5. Géis

O gel é definido como uma preparação semi-sólida, que tem uma fase solvente externa. A fase solvente externa pode ser de natureza polar ou apolar. Os géis ganharam maior importância na aplicação tópica devido à sua facilidade de preparação, facilidade de aplicação, melhor biodisponibilidade, etc. Os géis podem ser classificados em diferentes tipos [17].

Classificação dos géis

Os géis podem ser classificados como,

1. De acordo com o USP

- Géis monofásicos

- Géis de duas fases

2. Com base na natureza do solvente

- Hidrogéis

- Organogéis

- Xerogéis

3. Com base nas propriedades reológicas

- Géis de plástico

- Géis pseudoplásticos

- Géis tixotrópicos

4. Com base na natureza física

- Géis elásticos

- Géis rígidos

6. Organogéis

Os organogéis são sistemas em que a fase líquida orgânica externa é colocada numa estrutura de rede tridimensional reticulada. Estes são termodinamicamente estáveis e utilizados como transportadores de muitos agentes terapêuticos para muitos tratamentos [18].

Os gelificadores utilizados para a preparação do organogel incluem esterol, lecitina, monoestearato de sorbitano, etc.

Vantagens dos organogéis

A principal vantagem do organogel é a sua facilidade de preparação. A formulação dos organogéis requer um número muito reduzido de ingredientes e o custo de produção também é menor. Não necessita de nenhum catalisador químico para a permeação do fármaco através da pele. Estas preparações não são tóxicas nem irritantes por natureza. Têm uma boa estabilidade química devido à sua natureza insensível à humidade e podem resistir a contaminações microbianas. São termodinamicamente estáveis e são um bom veículo para fármacos solúveis em água e solúveis em lípidos. Estes sistemas podem também proporcionar uma libertação sustentada do fármaco modificando a estrutura do organogelador e o tipo de fase orgânica utilizada [18].

Desvantagens dos organogéis

Um dos principais inconvenientes do organogel é a estabilidade a baixas temperaturas. Os organogéis podem encolher durante o armazenamento devido à sinérese, ou seja, à perda de hidratação dos géis.

Método de preparação de organogéis

O organogel é preparado por diferentes métodos

Mecanismo de fibra preenchida com fluido

Neste método, o organogel é preparado através da mistura da mistura de tensioactivos e solvente apolar. Formam-se micelas reversas durante a mistura. A adição de água a estas micelas leva à formação de micelas reversas de tipo tubular. Além disso, a adição de água leva à formação de estruturas tridimensionais em rede, que imobilizam o solvente apolar.

Mecanismo de fibra sólida

O organogel é preparado por aquecimento do solvente apolar e do organogelador sólido, arrefecendo a solução não polar até à temperatura ambiente. O arrefecimento provocará a precipitação dos organogeladores sob a forma de fibras. Devido às interacções físicas das fibras, formar-se á uma estrutura tridimensional em rede, que imobiliza o solvente polar [18].

Método de hidratação

A hidratação é um dos métodos mais simples para preparar organogéis. Neste método, o gel pode ser preparado por hidratação direta dos compostos inorgânicos. Para além da água, são utilizados ingredientes veiculares como o propilenoglicol, o galato de propilo e a hidroxilcelulose de propilo para melhorar a formação do gel.

Novos métodos: Homogeneização e microirradiação

Os organogéis também podem ser preparados pelo processo de homogeneização. Neste método, as dispersões de polímeros em solvente foram homogeneizadas durante 5 minutos a 2400 rpm. A partir destas preparações homogeneizadas, o gel pode ser preparado de duas formas,

1. O primeiro método consiste no aquecimento da dispersão homogeneizada a 80°c num banho de água sob agitação mecânica a 200 rpm. Após a agitação, forma-se um sistema homogéneo de gel transparente.

2. O segundo método é a micro-irradiação. Neste processo, a solução homogeneizada preparada é colocada numa placa de Petri e exposta a micro-irradiação durante 2 minutos, formando imediatamente um sistema de gel transparente.

O organogel de triclosan foi desenvolvido por Gokce EH *et al.*, por homogeneização a alta velocidade e processo de micro-irradiação. Foi selecionado o carbopol como polímero e os organogéis foram formulados com diferentes concentrações de polímero. Os organogéis preparados mostraram uma melhor capacidade de acumulação de triclosan na pele. O tempo necessário para a preparação foi menor, pelo que concluíram que esta nova técnica pode ser promissora na produção industrial em grande escala [19].

7. Tipos de organogéis

Seguem-se vários tipos de organogéis,

Organogéis de lecitina

Neste tipo, a matriz do organogel é composta por lecitina como molécula gelificante (tensioativo), um solvente orgânico polar como fase externa e água como solvente polar. Os organogéis de lecitina são preparados por adição de substâncias polares como o glicerol, o etilenoglicol ou a formamida a uma solução não polar de lecitina. O nome químico da lecitina é 1, 2- diacil-sn-3-fosfocolina e pertence à classe dos fosfoglicéridos ou fosfolípidos. Os organogéis de lecitina são os transportadores de vários fármacos hidrofílicos e lipofílicos. Podem ser preparados por adição de uma solução de fármaco disperso a uma solução orgânica de lecitina para induzir a gelificação, em que os fármacos hidrofílicos são dissolvidos em água e os fármacos lipofílicos são dissolvidos na fase oleosa.

Os organogéis estabilizados com lecitina foram desenvolvidos por Surjyanarayan M *et al.* para aplicação tópica de propionato de clobetasol. Foi formulado utilizando surfactante, óleo e uma mistura de água destilada e glicerol. Os estudos de libertação do fármaco foram efectuados através da pele de rato e verificou-se uma diminuição significativa da libertação do fármaco com o aumento da concentração de lecitina. Também foram avaliadas a sua viscosidade e transparência. Os estudos de estabilidade indicaram que o organogel desenvolvido era estável durante 6 meses [20].

O organogel de lecitina incorporado com tamoxifeno foi desenvolvido por Bhatia A *et al.* para administração tópica. Primeiro, seleccionaram os vários componentes utilizados para a preparação de organogéis e construíram um diagrama de fases. Seleccionaram uma formulação optimizada através de várias técnicas e avaliaram o aspeto, o teor de fármaco, a reologia, a capacidade de espalhamento, o pH, a temperatura de transição de fase e a estabilidade física e química. A partir de todos os resultados, verificou-se que este organogel depende muito da quantidade de poloxómero, gelificantes auxiliares e solvente orgânico. Verificou-se que a formulação optimizada era biocompatível, estável e facilmente aplicável [21].

Varshosaz J *et al.* desenvolveram um organogel à base de nanoemulsão de lecitina para melhorar a permeação do metaprolol através da pele do rato. Foram preparadas várias nanoemulsões e efectuados estudos de diagrama de fases. A pele do rato foi utilizada para estudos como a libertação do fármaco, estudos de permeabilidade e determinação do coeficiente de difusão dos fármacos. Os resultados provaram que a libertação do fármaco era diretamente proporcional à concentração de metoprolol na nanoemulsão [22].

O organogel de lecitina de etodolac foi formulado e avaliado por Fayez SM *et al.* para os sistemas de administração transdérmica. Para ultrapassar os problemas associados às formulações convencionais de etodolac, foram formulados organogéis de lecitina de etodolac como sistemas de administração transdérmica. Os organogéis formulados foram avaliados relativamente a várias características. Com base em todos os parâmetros avaliados, concluiu-se que o organogel formulado tinha uma atividade transdérmica potente com boa biodisponibilidade e menos efeitos secundários [23].

Organogéis de monoestearato de sorbitano

Os gelificantes para organogéis de monoestearato de sorbitano contêm monoestearato de sorbitano e monopalmitato de sorbitano. Estes são compostos lipofílicos não iónicos com propriedades tensioactivas e têm a capacidade de imobilizar vários solventes, incluindo miristato de isopropilo e óleos vegetais. Em comparação com os organogéis à base de span 40, os organogéis à base de span 60 revelaram-se mais estáveis. Pode ser preparado aquecendo a mistura de gelificante-líquido a 60° C num banho de água e arrefecendo a solução resultante para obter um gel semissólido opaco.

O organogel à base de monoestearato de sorbitano foi preparado e avaliado por Rushikesh P *et al.* para a administração tópica de clotrimazol. Os organogéis foram formulados utilizando diferentes concentrações de span 60. Neste estudo, o óleo de girassol foi utilizado como fase apolar e o tween 20 foi utilizado para aumentar a estabilidade dos géis. As formulações foram avaliadas quanto à sua temperatura de transição gel-sol, pH, teor de fármaco, análise microscópica, espalhabilidade, libertação do fármaco, etc. A partir do estudo de libertação do fármaco, verificou-se que todas as formulações libertaram o fármaco de uma forma controlada por difusão não Fickian [24].

Organogel *in situ* derivado da L-alanina

A capacidade do N-lauroyl L-alanine methyl ester (LAM) é que é capaz de formar géis com muitos solventes orgânicos, óleo de soja e triglicéridos de cadeia média. À temperatura ambiente, existe na forma de géis, mas quando se adiciona etanol à solução, o processo de gelificação não ocorre. Isto deve-se ao facto de o álcool interferir na ligação de hidrogénio entre as moléculas gelificantes. Mas quando se considera o LAM em solvente orgânico, a adição de uma pequena quantidade de etanol não afecta a sua fase de gel. Quando o tampão fosfato salino é adicionado à fase sol a 37°C, transforma-se num gel opaco. Uma das vantagens do gel *in situ* é que pode ser injetado à temperatura ambiente e funciona também como implante de libertação sustentada.

Organogéis de poli(etileno)

A partir de estudos efectuados, verificou-se que os adesivos de organogéis de poli(etileno) não têm propriedades irritantes e, além disso, verificou-se que tinham propriedades pouco sensibilizantes. Os organogéis de poli(etileno) têm uma melhor eficácia de libertação do fármaco e são incolores por natureza. A reação física entre fibras sólidas leva à formação de uma estrutura gelificada. São preparados por dissolução de polietileno de baixo peso molecular em óleo mineral a uma temperatura superior a 130° C, sendo depois arrefecidos. Os organogéis são amplamente utilizados como bases de pomadas.

Limoneno dibutillauroilglutamida (GP1)/ Propilenoglicol (PG) organogéis

O limoneno, que é um terpeno, tem boas propriedades de reforço da penetração, pelo que tem sido utilizado em várias preparações transdérmicas. A dibutillauroilglutamida (GP1) é um organogelador do tipo aminoácido. A preparação de organogéis GP1/PG de limoneno pode ser efectuada misturando as quantidades necessárias de GP1, limoneno e PG (propilenoglicol), seguida de incubação desta mistura a 120° C. Após arrefecimento, forma-se um gel branco.

Os organogéis de limoneno GP1/PG foram desenvolvidos por Lim PFC *et al.* para a libertação transdérmica do fármaco haloperidol. O principal objetivo deste estudo era desenvolver um gel transdérmico incorporado com potenciador para uma libertação controlada do fármaco. Realizaram estudos *in vitro* com terpenos como o limoneno, o linalol e o cineol em propilenoglicol para avaliar a capacidade de aumentar a libertação transcutânea do haloperidol. O limoneno foi assim adicionado a um organogel constituído por gelificante GP1 e PG. Os estudos in *vitro* provaram que o padrão de libertação sustentada do fármaco se deve à formação de um gel viscoso a uma concentração elevada de gelificante [25].

Organogéis de eudragit

Trata-se, na verdade, de uma combinação de eudragit e álcoois poli-hídricos. Alguns dos álcoois poli-hídricos incluem o glicerol e o propilenoglicol. Os organogéis de eudragit podem ser preparados por adição de uma solução de fármaco e propilenoglicol num almofariz que contenha eudragit em pó, com mistura imediata durante 1 minuto utilizando um pilão. O espalhamento e a consistência do gel podem ser medidos com um penetrómetro.

Organogéis de lecitina plurónica

Trata-se de sistemas semi-sólidos opacos, ligeiramente amarelados, constituídos por lecitina de soja, palmitato de isopropilo ou miristato de isopropilo, polxómero, água e conservantes como o sorbato de potássio e o ácido sórbico. É um bom veículo para API hidrofílicos e lipofílicos para administração tópica e transdérmica. As vantagens do organogel de lecitina plurónica são a compatibilidade com a pele e o facto de causar muito menos irritação na pele.

O organogel mucoadesivo termo-sensível de lecitina plurónica com nitrato de miconazol foi formulado e avaliado por Muraleedhara KK *et al.* para a candidíase vaginal. As diferentes composições de organogéis foram formuladas e avaliadas. A atividade antifúngica do nitrato de miconazol foi realizada contra *Candida albicans* em placa de ágar e mostrou uma resistência significativa ao crescimento fúngico. Os resultados dos estudos indicaram que as formulações preparadas eram seguras, cómodas e proporcionavam um tratamento eficaz da candidíase vaginal com um intervalo de dosagem curto [26].

Agrawal V *et al.* formularam micelas tubulares de organogel de lecitina plurónica e avaliaram a administração transdérmica de sumatriptano. Os géis foram formulados com ou sem cosurfactante. Os organogéis preparados foram avaliados quanto aos seguintes parâmetros: aspeto, características organolépticas, homogeneidade, espalhabilidade, pH, viscosidade, teor de fármaco, estudos *in vitro* e estudos de irritação cutânea. Entre as diferentes formulações, apenas as formulações optimizadas foram utilizadas para os estudos de estabilidade. Os resultados mostraram que o organogel plurónico tinha uma maior capacidade de espalhamento e uma maior taxa de difusão do fármaco em comparação com o organogel sem plurónico [27].

Jhawat V *et al.* formularam e avaliaram um novo organogel de lecitina plurónica com libertação controlada de ácido mefenâmico para administração tópica. Verificou-se que todas as formulações eram esbranquiçadas, homogéneas e relutantes em serem lavadas facilmente. Verificou-se que os organogéis com maior viscosidade eram mais estáveis e retardavam a libertação do fármaco do gel. As formulações optimizadas foram seleccionadas para estudos cinéticos e estudos de estabilidade, uma vez que todos os parâmetros físicos se encontravam dentro dos limites aceitáveis, a percentagem de fármaco mais elevada e a libertação de fármaco mais elevada em oito horas. A atividade anti-inflamatória *in vivo* do organogel de ácido mefenâmico optimizado contra uma preparação comercializada padrão foi considerada satisfatória [28].

O organogel de flurbiprofeno foi formulado e avaliado por Pandey MS *et al.* para administração tópica. Os organogéis foram preparados utilizando pluronic e lecitina e foram avaliados em relação a vários parâmetros, como o aspeto, a viscosidade, o teor de fármaco, o pH e o estudo de difusão *in vitro*. O teor de fármaco de todas as formulações foi considerado satisfatório. Os estudos de difusão in vitro foram realizados na membrana de diálise da célula de difusão de Keshary-Chien e a libertação máxima foi observada ao fim de 8 horas. Os organogéis desenvolvidos apresentaram melhores resultados [29].

Organogéis de gelatina à base de microemulsão

A gelatina, que é utilizada como agente estruturante em vários produtos alimentares com excesso de água. A formulação do organogel à base de microemulsão é efectuada através da dissolução da gelatina em microemulsão quente sem água e posterior arrefecimento do sistema. Nos géis à base de microemulsão, a gelatina dissolvida em água não só conduz à gelificação da fase aquosa, como também provoca a gelificação da fase oleosa e forma um gel semissólido transparente com elevada viscosidade. Os ingredientes utilizados para a microemulsão w/o incluem miristato de isopropilo, tween 80, AOT e água, sendo posteriormente utilizados para a formulação de organogéis. Estes géis são bons transportadores de fármacos hidrofóbicos para administração tópica e transdérmica.

8. Propriedades dos organogéis

São várias as propriedades físico-químicas dos organogéis,

Viscoelasticidade

Os materiais que possuem propriedades viscosas e elásticas são também conhecidos como v

Não-birrefringência

Os organogéis são isotrópicos por natureza, o que significa que a luz polarizada não pode passar através deles. Este carácter do organogel é designado por não birrefringente. Por isso, parece uma matriz escura, quando verificada sob luz polarizada.

Reversibilidade térmica

Os organogéis são instáveis acima de uma temperatura crítica, pelo que, se a temperatura do sistema aumentar mais do que a temperatura crítica, fluirá devido à rutura da estrutura semelhante a uma matriz sólida. No entanto, esta situação pode ser reversível através do arrefecimento.

Estabilidade térmica

De um modo geral, os organogéis são termicamente estáveis. A estabilidade térmica dos organogéis depende do gelificante, que pode formar uma estrutura auto-montada em condições adequadas e formar sistemas de gel. A energia livre total do organogel pode reduzir-se devido à auto-montagem das moléculas gelificantes e proporcionar organogéis termicamente estáveis com menos energia.

Clareza ótica

Tal como outros géis, os organogéis podem não ser sempre transparentes por natureza. Podem ser opacos ou transparentes. A clareza ótica destes sistemas depende da composição do gel. Por exemplo, os organogéis preparados com monoestearato de sorbitano apresentam-se opacos e os preparados com lecitina apresentam-se transparentes.

Quiralidade

A ocorrência de um centro quiral nas moléculas gelatinosas tem a capacidade de efetuar um empacotamento molecular eficiente, de modo que estas são termodinâmica e cineticamente estáveis na natureza.

Biocompatibilidade

No início, foram utilizadas várias substâncias não biocompatíveis para a formação de organogéis, o que tornou o organogel não biocompatível. Mais tarde, os organogéis foram formulados com vários agentes biocompatíveis para a administração de fármacos.

9. Aplicações dos organogéis

Seguem-se várias aplicações de organogéis através de diferentes vias,

Administração parentérica

Murdan SG *et al.* desenvolveram um organogel de monoestearato de sorbitano para administração parentérica. No local da injeção, os organogéis de monoestearato de sorbitano apresentaram uma semi-vida de apenas um minuto. Tal pode dever-se à presença de moléculas de água no interior da estrutura do gel e a difusão pode levar à interferência do conjunto emaranhado devido à emulsificação superficial do gel. Foram também desenvolvidos organogéis de monoestearato de sorbitano incorporados com um antigénio e albumina de soro bovino radiomarcada, e injectados nos ratos por via intramuscular. Os resultados mostraram um padrão de libertação sustentada do fármaco. Foram desenvolvidos organogéis *in situ* de L-alanina com agentes bioactivos macromoleculares lábeis para administração parentérica. Estes também mostraram uma libertação sustentada. A injeção subcutânea destes géis em ratos experimentais mostrou a libertação do fármaco durante 14-25 dias através da destruição lenta da estrutura gelificada [31].

Administração oral

A administração oral de organogéis foi introduzida no ano de 2005 como um agente bioativo. Murdan S et al. referiram que um agente imunossupressor, a ciclosporina A, apresentou uma atividade terapêutica muito melhor quando foi administrado oralmente a cães beagle sob a forma de organogel de monoleato de sorbitano. O ácido 12-hidroxiesteárico foi utilizado como organogelador e o óleo de soja foi utilizado como fase apolar. O fármaco analgésico ibuprofeno foi incorporado na estrutura gelificada. Os estudos mostraram que um aumento da concentração do organogelador leva a uma diminuição da taxa de libertação do fármaco [32].

Administração tópica de medicamentos

As moléculas de fármacos com diferentes características físicas e químicas foram incorporadas em organogéis para administração tópica. Foram efectuados vários estudos sobre organogéis para administração tópica. A primeira matriz de organogéis para administração transdérmica foi desenvolvida por Williman *et al.* utilizando lecitina. Realizaram um estudo sobre o tratamento do enjoo de movimento utilizando a escopolamina e formularam um organogel incorporado com broxaterol para a ação broncodilatadora [33]. Cirribasi *et al.* desenvolveram um organogel fosfolipídico de cloridrato de fluxetina e obtiveram uma melhor absorção sistémica dos fármacos [34]. Assim, a partir dos vários estudos efectuados sobre a administração tópica/transdérmica de organogel, concluiu-se que os organogéis podem ser utilizados como um potencial sistema de administração tópica/transdérmica.

Administração de medicamentos oftálmicos

Existem diferentes tipos de formas de dosagem para administração de medicamentos oftálmicos, como gotas para os olhos, pomadas, suspensões, ocuserts, etc. Todas estas preparações têm algumas desvantagens, nomeadamente a drenagem rápida dos olhos. O aumento da viscosidade da formulação melhorará o tempo de contacto, de modo a obter uma melhor eficácia terapêutica. A preparação de organogel para administração oftálmica pode ultrapassar todos os problemas acima referidos. A natureza viscosa do organogel pode aumentar o tempo de contacto e a libertação estável do API pode ser alcançada devido à natureza tridimensional do sistema de gel.

Parto rectal

Organogeladores Eudragit L e S utilizados para a conceção de organogel para administração rectal de medicamentos. Os fármacos incorporados são os salicilatos, a procaína e o cetoprofeno. Alguns dos organogéis utilizados como preparações de libertação sustentada por via rectal. Por exemplo, organogéis Eudragit L, com ácido linoleico e ácido oleico. Os estudos de libertação in *vitro* e *in vivo* foram realizados no gel preparado e verificou-se que um efeito de explosão inicial na libertação do fármaco. Depois disso, a libertação do fármaco segue uma cinética aparente de primeira ordem. O efeito de explosão inicial na libertação do fármaco deve-se ao facto de, quando este entra em contacto com o meio de dissolução, poder libertar o fármaco da parte exterior do gel. A taxa de libertação do fármaco pode variar em função da concentração de eudragit L ou S. Os estudos *in vivo* foram realizados em coelhos e os resultados indicaram que a libertação de um fármaco é sustentada e que a adição de 10% de ácido linoleico aumentou a biodisponibilidade do fármaco. O organogel à base de eudragit L, formulado com ácido linoleico ou ácido oleico, tem uma libertação sustentada mais potente na administração rectal [35].

Vacinas

Os organogéis podem também ser utilizados como sistemas de administração de vacinas. Para a administração de vacinas hidrofílicas, os organogéis à base de microemulsões podem ser utilizados como transportadores. Florence et al. encontraram muitas vantagens nesta forma de administração, como o facto de o antigénio ser libertado do organogel muito lentamente e produzir um efeito de depósito. Para este estudo, administraram albumina de soro bovino marcada radioactivamente em emulsão sem água a ratinhos e mediram a taxa de depuração. A partir da comparação da taxa de depuração entre o gel de emulsão de água em óleo e a solução aquosa, o gel de emulsão de água em óleo mostrou uma libertação prolongada óptima. O antigénio do gel é libertado devido à filtração do fluido intersticial para a estrutura do gel, o que pode causar a quebra do gel em fragmentos e, consequentemente, a libertação do antigénio [36].

Supositórios

Os organogéis também podem ser utilizados para a preparação de supositórios. Os exemplos de tais supositórios incluem supositórios de glicerina BP, supositórios de cetorolac trometamina e cetoprofeno.

O organogel de bifonazol foi formulado e avaliado por Sahoo CK *et al.* para o sistema de administração tópica de medicamentos. O pH de todas as formulações preparadas encontrava-se no intervalo normal, o que indica a compatibilidade com a pele. Os estudos de IR foram realizados para verificar a interação entre o fármaco e os excipientes e provaram que não havia interação entre o fármaco e o excipiente. As formulações desenvolvidas eram estáveis, não irritantes e proporcionavam uma libertação sustentada durante 8 horas. Assim, os estudos provaram que os géis preparados tinham potencial para administração tópica [37].

Os organogéis, hidrogéis e bigéis foram formulados e avaliados por Ibrahim MM et al. como sistemas transdérmicos para o cloridrato de diltiazem. Os organogéis e os hidrogéis foram preparados separadamente e os bigéis foram preparados misturando organogéis com hidrogéis. Todos os géis formulados foram avaliados e os resultados foram registados. A atividade anti-hipertensiva *in vivo* do cloridrato de diltiazem através de diferentes géis transdérmicos mostrou uma administração melhor e mais segura do medicamento [38].

Glowka E *et al.* desenvolveram um organogel incorporado com nanopartículas poliméricas para a administração de roxitromicina nos folículos capilares. Prepararam um organogel de lecitina plurónica incorporado com roxitromicina para o folículo piloso. Foram efectuados diferentes estudos sobre as nanopartículas poliméricas, tais como a determinação do tamanho e da forma das partículas, a medição do potencial zeta, estudos de estabilidade da suspensão, determinação da eficiência de encapsulação e estudos de libertação do fármaco *in vitro*. Foram também realizados estudos ex *vivo* utilizando pele humana e as secções horizontais da pele mostraram fluorescência nos folículos pilosos profundos. A partir dos resultados, concluíram que a nanopartícula polimérica era um bom transportador direcionado para a unidade pilossebácea quando formulada em suspensão aquosa ou em gel [39].

O organogel carregado com cetoconazol para administração tópica de fármacos foi formulado e avaliado por Patil MP *et al.* para as infecções fúngicas. Prepararam um organogel de cetoconazol para aumentar a solubilidade do cetoconazol e libertar o fármaco durante períodos de tempo prolongados. Os organogéis formulados foram avaliados quanto a diferentes características. Os estudos de irritação cutânea mostraram que não há irritação da pele e revelaram uma melhor atividade antifúngica. Em comparação com o creme comercializado, foi alcançada uma percentagem elevada de libertação do fármaco no organogel formulado e os mesmos resultados também foram demonstrados em estudos *ex-vivo* [40].

Um organogel de lornoxicam foi formulado e avaliado por Jatav MP *et al.* para o tratamento da artrite. O organogel de lornoxicam formulado foi avaliado quanto ao seu aspeto, características organolépticas, viscosidade, temperatura de gelificação, teor de fármaco e estudo de libertação *in vitro*. A avaliação *in vivo da* atividade analgésica da formulação foi efectuada em termos de estudo da irritação cutânea, método da placa quente, teste de contorção e método do edema induzido pela pata. Os resultados provaram que a formulação desenvolvida era um bom veículo para a administração tópica de lornoxicam para o tratamento da artrite [41].

10. Perfil do medicamento

Anfotericina B

Categoria: Antifúngico

Fórmula empírica: C47H73NO17

Fórmula estrutural:

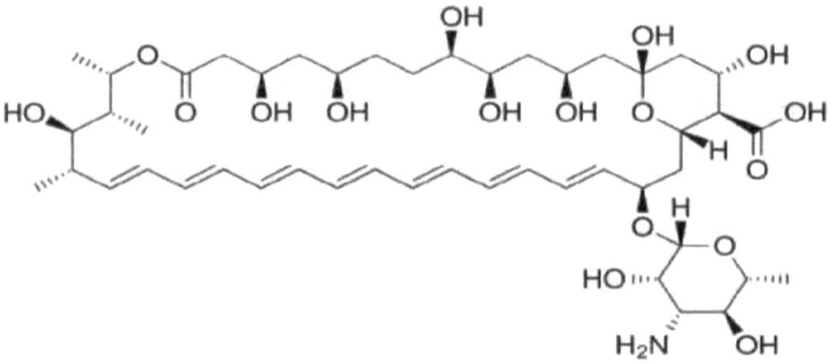

Fig. 8. Estrutura da anfotericina B

Nomenclatura:

(1S,3R,4E,6E,8E,10E,12E,14E,16E,18S,19R,20R,21S,25R,27R,30R,31R,33S,35R,37S,38R)-3-[(2R,3S,4S,5S,6R)-4-amino-3,5-dihydroxy-6-methyloxan-2-yl]oxy-19,25,27,30,31,33,35,37-octahydroxy-18,20,21-trimethyl-23-oxo-22,39-dioxabicyclo [33.3.1] nonatriaconta-4,6,8,10,12,14,16-heptaene-38-carboxylic acid

Descrição:

A anfotericina B é um pó de cor amarela a laranja, inodoro por natureza. O medicamento pode decompor-se em condições de humidade, mesmo na ausência de luz. Uma temperatura mais elevada pode aumentar o processo de decomposição do fármaco. Se estiver em solução, não é ativa na presença de luz e de valores de pH baixos [42].

Solubilidade:

A anfotericina B não é solúvel em água, etanol, clorofórmio e éter. É solúvel em 1:200 de dimetilformamida e 1:20 de dimetilsulfóxido; solúvel em propilenoglicol [43].

Armazenamento:

Conservar em recipientes hermeticamente fechados, resistentes à luz e num local frio.

Farmacocinética

Absorção: A anfotericina b pertence à categoria dos fármacos não absorvíveis, no entanto, após administração oral, pode ser encontrada uma quantidade muito baixa de fármaco no sangue. A biodisponibilidade da anfotericina b quando administrada por perfusão intravenosa é de 100% [44].

Distribuição: Uma quantidade muito pequena de fármaco é distribuída para o humor aquoso, líquido cefalorraquidiano, líquido amniótico, líquido pleural e líquido sinovial.

Metabolismo: A anfotericina B apresentou meia-vida de eliminação de quase 24 horas. Entre a dose total administrada, apenas 3% do fármaco é eliminado como fármaco inalterado [45].

Eliminação: A eliminação através da urina pode demorar cerca de 7 dias.

Cerca de 90-95% do medicamento pode ligar-se às proteínas plasmáticas.

Efeitos adversos:

Os efeitos adversos relacionados com o SNC incluem dores de cabeça, arrepios e febre. Os efeitos secundários gastrointestinais causados pela anfotericina B são dispepsia, dor epigástrica, anorexia, cãibras e perda de peso. Pode também causar nefrotoxicidade, hipotensão, anemia normocrómica e normocrítica, dores musculares e articulares, anafilaxia, hipomagnesemia e hipocalemia [46].

Farmacodinâmica

A anfotericina B é um fármaco potente contra muitos fungos. Uma concentração muito pequena de anfotericina B na gama de 0,03-1,0 µg/ml é suficiente para a inibição de fungos como *Histoplasma capsulatum*, *Coccidioides immitis*, espécies de Candida, *Blastomyces dermatidis*, *Rhodotorula, Cryptococcus neoformans, Sporothrix schenkii*, Mucor mucedo e *Aspergillus fumugatus in vitro.* Os fungos mais susceptíveis à anfotericina B são a *Candida albicans*, mas os não-albicans são menos susceptíveis. *Verificou-se* que a *Pseudallescheria buydii* e as espécies de fusarium são resistentes à anfotericina B. Não tem qualquer efeito sobre as bactérias, as rickettsias e os vírus [47].

Modo de ação

A anfotericina B liga-se ao ergosterol presente nas membranas dos fungos e forma um complexo ergosterol-anfotericina B. Este complexo tem a capacidade de induzir a permeabilidade da membrana e causar fugas intracelulares e, finalmente, a morte celular [48].

Thejaswi B *et al.* desenvolveram um adesivo transdérmico de anfotericina B e efectuaram estudos de avaliação. Os pensos foram formulados pelo método de moldagem por solvente, em que o PEG foi utilizado como potenciador de permeação. O HPMC foi selecionado como polímero e a glicerina foi adicionada como plastificante. Os adesivos transdérmicos desenvolvidos com anfotericina B incorporada foram avaliados em relação a diferentes características, tais como planicidade, teor de fármaco, variação de peso, resistência à dobragem, resistência à tração, % de humidade, aspeto e estudos de libertação do fármaco *in vitro.* Entre os vários pensos transdérmicos preparados com diferentes concentrações de polímero, um deles foi selecionado como a formulação optimizada com base nos estudos de avaliação. O adesivo optimizado mostrou uma maior taxa de libertação do fármaco quando comparado com outros adesivos [43].

11. Perfil do polímero

Pluronic F127

Fig. 9: Estrutura do Pluronic F127

O Pluronic F127 é um tensioativo de copolímero em bloco difuncional que termina em grupos hidroxilo primários. É um tensioativo não iónico 100% ativo e relativamente não tóxico [49].

Sinónimos:

Copolímero em bloco de polietileno e polipropilenoglicol; Synperonic F 108; Synperonic I 121; Synperonic I 122; Synperonic p 105; Synperonic p 85; Synperonic pe(r)/f68; Synperonic pe(r)/l61

Denominação química:

α-hidro-ω-hidroxipoli (oxietileno) poli(oxipropileno(polioxietileno)

Fórmula empírica: $HO.(C\ H_{24}\ O)m.(C\ H_{36}\ O)n.H$

Descrição:

Os poloxómeros apresentam-se geralmente sob a forma de pó cristalino branco e são praticamente inodoros e insípidos [50].

Solubilidade:

Pluronic F127 é muito solúvel em etanol, propan-2-ol e água

Armazenamento:

Deve ser armazenado num recipiente bem fechado, num local fresco e seco [51].

Utilizações:

Pode ser utilizado como agente emulsionante, agente solubilizante e agente molhante [52].

Aplicações farmacêuticas:

O Pluronic pode ser utilizado como agente emulsionante para a formulação de emulsões de gordura intravenosa. Na preparação de elixires e xaropes, o pluronic pode ser adicionado como agente estabilizador ou solubilizante para manter a clareza. Outra utilização na indústria farmacêutica é como agente molhante para a produção de pomadas, bases de supositórios, géis e como aglutinantes e revestimentos de comprimidos [53].

Nie S *et al.*, desenvolveram um sistema de hidrogel incorporado com lipossomas utilizando pluronic F-127 termo reversível para a libertação controlada de paclitaxel. O perfil de libertação do fármaco *in vitro* mostrou que a libertação prolongada do fármaco anticancerígeno do sistema de gel *in situ*. Foram realizados estudos de citotoxicidade *in vitro* e estudos de absorção do fármaco e os resultados mostraram uma grande citotoxicidade e uma maior absorção da concentração do fármaco em células cancerosas KB quando tratadas com lipossomas de paclitaxel carregados com 18 % de F-127 plurónico do que os lipossomas convencionais [45].

O El-Kamel AH formulou um gel de maleato de timolol à base de plurónico F-127 para administração ocular. As formulações preparadas foram avaliadas quanto às propriedades reológicas e aos efeitos dos agentes isotónicos no sistema. A viscosidade das formulações foi medida e mostrou uma relação direta com a concentração de F-127 plurónico. Foram efectuados estudos de libertação do fármaco *in vitro* na presença e ausência de vários agentes promotores de viscosidade. A biodisponibilidade do fármaco no olho foi determinada por estudos *in vivo* em ratos albinos e os resultados provaram que a biodisponibilidade do maleato de timolol em gel era mais elevada quando comparada com a da solução aquosa do mesmo fármaco [46].

Outros ingredientes necessários para as formulações

Lecitina

Fig 10. Estrutura da lecitina

Sinónimos:

E322, lecitina de ovo; *Epikuron; EsphOLIP; LSC;* fosfatidos mistos de soja; ovolecitina; *ovotina;* lecitina de soja; fosfolípidos de soja; lecitina vegetal.

Denominação química:

2-(nonanoiloxi)-3-(octadeca-9,12-dienoiloxi)propil2-

fosfonato de (trimetilamónio)etilo

Fórmula empírica: $C\ H_{3566}\ NO\ P_7$

Descrição:

As lecitinas encontram-se em diferentes formas físicas, dependendo da presença do teor de ácidos gordos livres. A forma física pode variar de líquidos viscosos a pós. A cor da lecitina pode variar do castanho ao amarelo claro, uma vez que a cor da lecitina depende do processo de branqueamento[54]. Estes são inodoros e originários de fontes vegetais e têm um sabor suave ou semelhante ao das nozes, tal como o óleo de soja [55].

Solubilidade:

A lecitina pode ser solúvel em hidrocarbonetos alifáticos e aromáticos, hidrocarbonetos halogenados, óleo mineral e ácidos gordos. Os óleos vegetais e animais frios, os solventes polares e a água são meios insolúveis para a lecitina. A lecitina pode formar emulsões por hidratação [56].

Armazenamento:

A lecitina, em todas as suas qualidades, deve ser conservada em recipientes bem fechados e não deve ser exposta à luz

Utilizações:

Pode ser utilizado como emoliente, agente emulsionante ou agente solubilizante em muitas formulações [57].

Aplicações farmacêuticas:

Na indústria farmacêutica, actua como um agente molhante, estabilizador e transportador de enriquecimento de colina, ajuda na emulsificação e encapsulamento e é um bom agente dispersante. Pode ser utilizado no fabrico de infusões intravenosas de gordura e para utilizações terapêuticas [58].

Span 60

Fig. 11. Estrutura do Span 60

Sinónimos:

Arlacel 60, SPAN(TM) 60, Barchlor 16, Span 60 Lonzest(R) SMS

Denominação química:

octadecanoato de [2-[(2R,3S,4R)-3,4-dihidroxioxolan-2-il]-2 hidroxietil

Fórmula empírica: $C_{24}H_{46}O_6$

Descrição:

É uma cera amarela acastanhada. Em etanol quente, benzeno e óleo quente é bem solúvel e a solubilidade em éter e éter de petróleo é comparativamente muito menor [59].

Solubilidade:

O Span 60 é insolúvel em água e solúvel em etanol, óleo mineral, isopropanol e óleo vegetal [60].

Armazenamento: Deve ser armazenado em condições frescas, secas e sem correntes de ar.

Utilização: É um agente ativo de superfície.

Aplicações farmacêuticas:

O Span 60 tem muitas aplicações na indústria farmacêutica. Pode atuar como agente anti-estático, emulsionante e utilizado como estabilizador em medicamentos e cosméticos [61].

Miristato de isopropilo

Fig. 12. Estrutura do miristato de isopropilo

Sinónimos:

Bisomel; crodamol IPM; deltyl extra; emcol-IM;2314; estergel; estol1514; isomyst; éster isopropílico do ácido mirístico; Starfol IPM; ácido trecadecanóico

Denominação química: Tetradecanoato de 1-metiletilo

Fórmula empírica: $C_{17}H_{34}O_2$

Descrição:

Trata-se de um líquido claro com um sabor suave. Não tem qualquer odor ou cor[62].

Solubilidade:

Praticamente não é solúvel em glicerina, propilenoglicol e água. São miscíveis com acetona, etanol, clorofórmio, acetato de etilo, álcoois gordos, óleos fixos, gorduras, tolueno, hidrocarbonetos líquidos e ceras [63].

Armazenamento:

Deve ser armazenado num recipiente bem fechado, num local fresco, seco e protegido da luz.

Utilizações:

É utilizado como um emoliente em muitas formulações. Também pode ser utilizado como um veículo oleaginoso. A capacidade de penetração na pele é outra função do miristato de ispropilo. É um bom solvente para muitas substâncias[64].

Aplicações farmacêuticas:

O palmitato de isopropilo é amplamente utilizado em formulações farmacêuticas e cosméticas de uso tópico. Também tem sido utilizado numa película percutânea de libertação controlada [65].

Palmitato de isopropilo

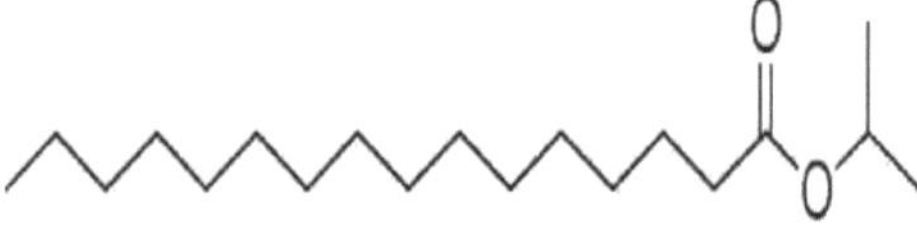

Fig. 13. Estrutura do palmitato de isopropilo

Sinónimos:

Crodamol IPP; Deltyl; Deltyl prime; Emcol-IP; Emerest 2316;

Éster 1-metiletil do ácido hexadecanóico; Propal.

Denominação química: Hexadecanoato de 1-metiletilo

Fórmula empírica: C19H38O2

Descrição:

É um líquido viscoso límpido, incolor a amarelo-pálido, praticamente inodoro, que solidifica a menos de 16°C

Solubilidade:

É miscível com acetona, clorofórmio, etanol, acetato de etilo, óleo mineral, propan-2-ol, óleos de silicone, óleos vegetais e hidrocarbonetos alifáticos e aromáticos. Não é solúvel em glicerina, glicóis e água[66].

Armazenamento:

Deve ser conservado em recipiente bem fechado, acima de 16°C, e não deve estar em contacto com a luz.

Utilizações: É utilizado como emoliente, veículo oleaginoso e também como solvente para muitos componentes [67].

Aplicações farmacêuticas:

É utilizado como componente de bases semi-sólidas e solvente em muitas preparações tópicas. Estas são utilizadas em suspensões óticas e cremes vaginais [68].

Tween 20 (Polissorbato 20)

Fig. 14. Estrutura do Tween 20

Sinónimos:

Polissorbato 20, PEG(20)monolaurato de sorbitano, alkest TW 20,

Entre 20

Denominação química: Monolaurato de polioxietileno(20)sorbitano

Fórmula empírica: C58H114O26

Descrição:

O Tween 20 é um líquido viscoso límpido, de cor amarela a amarelo-esverdeada.

Solubilidade: A solubilidade do tween 20 é de 100 g/ml

Armazenamento: Pode ser armazenado à temperatura ambiente

Utilizações: É utilizado como detergente e emulsionante

Aplicações farmacêuticas:

Pode ser utilizado como agente molhante em gotas bucais aromatizadas. O Tween 20 actua como agente estabilizador em emulsões e suspensões [65].

12. CONCLUSÃO

As infecções fúngicas tópicas são muito comuns em todos os grupos etários e podem ser encontradas em todo o mundo. Muitos tipos de fungos podem causar infecções cutâneas, que podem ser infecções ligeiras ou graves. O crescimento do fungo na pele pode produzir reacções como vermelhidão, descamação, comichão, ardor, etc. O transporte da infeção, tanto nos seres humanos como nos animais, é muito fácil, pelo que se deve aconselhar inicialmente um tratamento adequado.

A anfotericina B é um dos agentes antifúngicos de largo espetro utilizados no tratamento de infecções fúngicas sistémicas. Quando é utilizada nas infecções fúngicas sistémicas, pode causar reacções tóxicas graves, especialmente nefrotoxicidade. A administração tópica de anfotericina B é também limitada devido à sua baixa absorção através da mucosa ou da pele. No entanto, tem uma elevada capacidade de se ligar ao ergosterol e de formar um complexo que pode aumentar a permeabilidade da membrana da célula fúngica e conduzir à morte celular.

O desenvolvimento do sistema de organogel tem um elevado potencial para solubilizar fármacos lipofílicos e hidrofílicos e também para melhorar a administração tópica. O crescimento significativo dos organogéis em novos sistemas de administração de medicamentos deve-se à sua natureza não irritante e à sua biocompatibilidade. Podem também administrar o fármaco durante um período de tempo prolongado e ultrapassar desvantagens como a fraca absorção, a irritação e a não adesão do doente.

13. REFERÊNCIAS

1 Asija R, Dhaker PC, Nama N. Formulação e avaliação da pomada de voriconazol para administração tópica. J Drug Disc Ther.2015;3(26):7-14.

2 Verma A, Singh S, Kaur R, Jain UK. Géis tópicos como sistemas de administração de medicamentos: uma revisão. Int J Pharm Sci Rev Res. 2013;23(2):374-382.

3 Tarun G, Ajay B, Bhavana K, Sunil K, Ravi J, Organogels: advanced and novel drug delivery systems. Int Res J Pharm. 2011;2(12):15-21.

4 Tortora GJ, Derrickson B. Anatomy and physionlogy.1st ed.India:Jhon,Wiley and Sons.Inc;2015.

5 Bhowmik D, Gopinath H, Kumar P, Duraivel S, Kumar KPS. Avanços recentes no novo sistema de administração tópica de medicamentos. A inovação farmacêutica.2012;1(9):12-31.

6 Banker GS, Rhodes CT.Modern pharmaceutics. 4th ed.New york:Marcel Dekker;2007.

7 Kingman HO, Tinsik C. Infecções fúngicas superficiais comuns - uma breve revisão.Med Bull.2010;15:23-27.

8 . Amanda Oakley. Introdução às infecções fúngicas. 2003. Disponível em: http://www.dermnetnz.org/topics/introduction-to-fungal-infecções/[Acedido em 01 de outubro de 2017]

9 Nicola S, Clarie F.Fungal skin infections:current approaches to management. J Pres Med.2013;24(8):31-37.

10 . Weinstein A, Berman B.Tratamento tópico de infecções superficiais comuns por tinha. Am Fam Physician.2002;65(10):2095-2103.

11 Sharma HL, Sharma KK. Principles of pharmacology.2nd ed.New delhi;Paras medical publisher:2011.

12.Parashar B, Kabra A, Chandel A. Formulação e avaliação de gel contendo nitrato de miconazol, um agente antifúngico. Int J Pharm Res Rev. 2013; 2(6):18-285.

13. Sabu KR, Basarkar GD. Formulação, desenvolvimento e avaliação *in vitro* de cloridrato de terbinafina emulgel tor infeção fúngica tópica. Int J Pharm Sci Rev Res.2013;21(2):168-173.

14. Whalen K, editores colaboradores: Finkel R, Panavelil TA. Lippincott illustrated reviews:Pharmacology. 6th ed.Wolters Kluwer.2015:535-537.

15.Sheikh S, Ahmad A, Ali1 SM, Paithankar M, Barkate, Rava RC, et al.Entrega tópica de gel de anfotericina B à base de lípidos no tratamento de infecções fúngicas: um estudo de eficácia clínica, segurança e biodisponibilidade em doentes.J Clin Exp Dermatol Res. 2014;5(6):1-5.

16. Hussian A, Samad A, Singh SK, Ahsan MN, Haque MW, Faruk A, Ahmed FJ. Entrega tópica baseada em gel de nano emulsão de um medicamento antifúngico: atividade *in vtro* e avaliação *in vivo*. Drug Deliv.2016;23(2):642-657

17.Tharun G, Ajay B, Bhavana K, Sunil K, Ravi J. Organogels: advanced and novel drug delivery system. Int Res J Pharm.2011;2(12):15-21

18. Sreedevi T, Ramya DD, Vedha HBN. Uma era emergente na entrega tópica: organogéis. Int J Drug Dev Res.2012;4(2):35-40.

19.Gokce EH, Yurdasiper A, Korkmaz E, Ozer O. Um novo método de preparação para organogéis: homogeneização de alta velocidade e microirradiação.AAPS Pharm Sci Tech, 2013;14(1):391-397

20. Surjyanarayan M, Mandal SS, Krutika S. Organogel estabilizado com lecitina: conceção e desenvolvimento para aplicação tópica de Propionato de clobetasol. Int J PharmTech Res. 2010;2(2):1133-1138.

21. Bhatia A, Singh B, Raza K, Wadhwa S, Katare OM. Organogel de lecitina (LO) carregado com tamoxifeno para aplicação tópica: desenvolvimento, otimização e caraterização. Int J Pharm, 2013;444:47-59.

22 Varshasoz J, Andalib S, Tabbakhian, Ebrahimzadeh N. Desenvolvimento de organogéis à base de nanoemulsão de lecitina para aumentar a permeação de metoprolol através da pele de rato, J Pharm. 2013;1:1-9.

23 Fayez SM, Gad S, Khafagy EA, Jaleel GAA, Ghorab MM, El-Nahhas SA. Formulação e avaliação de sistemas de entrega transdérmica de etodolac lecitina organogel. Int J Pharm Pharm Sci. 2015;7(4):325- 334

24 Rushikesh P, Abraham S, Bharath S, Madhavan V. Organogel à base de monoestearato de sorbitano para entrega tópica de clotrimazol.Int J Chem Sci. 2013;2(3):1246-1252.

25 Lim PFC, Liu XY, Kang L, Ho PCL, Chan YW, Chan SY. Organogel de limoneno GP1/PG como veículo na administração transdérmica de haloperidol. Int J Pharm. 2006; 311:157-164.

26 Muraleedhara KK, Kumar SKS, Parthiban S. Formulação e avaliação do organogel mucoadesivo de lecitina plurónica termossensível de nitrato de miconazol para a candidíase vaginal. Int J Current Pharm Clinical Res. 2013; 3(2):69-76.

27 Agrawal V, Gupta V, Ramteke S, Trivedi P. Preparação e avaliação de micelas tubulares de organelo de lecitina plurónica para administração transdérmica de sumatriptano. AAPS Pharm Sci Tech. 2010;4(3):1718-1725.

28 Jhawat V, Gupta S, Saini V. Formulação e avaliação da nova libertação controlada de organogel tópico de lecitina plurónica de ácido mefenâmico, Drug Deliv.2016;23(9):3573-3581.

29 Pandey MS, Belgamwar VS, Surana J. Entrega tópica de flurbiprofeno a partir de organogel de lecitina plurónica. Int J Pharm Sci.2009;71(1):87-90.

30 Sahoo S, Kumar N, Bhattacharya C, Sagiri1 S, Jain K, Pal K, Ray S, *et al*. Organogels: Properties And Applications In Drug Delivery, Des Monomers Polym. 2011; 14: 95-108

31 Murdan S, Grigoriadis G, Florence AT. Sorbitan monostearate/polysorbate

20 organogels containing niosomes: a delivery vehicle for antigens, Europian J Pharm Sci.1999;8:177-185

32 Murdan S, Andrysek T, Son D . Novos géis e suas dispersões para administração oral de cicosporina.Int J Pharm.2005;300(1-2):113-124.

33 Willimann H, Walde P, Luisi PL, Gazzaniya A, Stroppolo F. Lecithin organogel as matrix for transdermal transport of drugs. J Pharm Sci.1992;81(9):871-874.

34 Wright A and Marangoni A; Formation, structure, and rheological properties of ricinelaldic acid-vegetable oil organogels. J American Oil Chem Soc.2006; 83(6):497-503.

35 Kawata M, Suzuki T, Kim NS, Ito T, Kurita A, Miagoe Y, et al. J Pharm Sci, 1991;80(11):1072-1074

36 Diaz DD. Géis de polímeros termorreversíveis a partir de organogeladores, possibilitados pela química "click". Tetrahedron let.2008;49(8):1340-1343.

37 Sahoo CK, Satyanarayana K, Bomma NG, Modugu KR, Nayak PK, Sarangi DK, et al. Formulação e avaliação do organogel de bifonazol para a aplicação de um sistema de administração tópica de medicamentos. Der Pharmacia sinica. 2013;4(3):67-74.

38 Ibrahim MM, Hafez SA, Mahdy MM. Organogéis, hidrogéis e bigéis como entrega transdérmica de cloridrato de diltiazem. Asian J Pharm Sci. 2013;8:48-57.

39 Glowka E, Frackowiak SW, Hyla K, Stefanowska T, Jatrzebska K, Klapiszewski L, et al. Nanopartículas poliméricas incorporadas em organogel para a administração de roxitromicina aos folículos capilares. European J Pharma Biopharm. 2014;8(2014):75-85.

40 Patil MP, Shinde GP, Kshirsagar SJ, Parakh DR. Desenvolvimento e caraterização de organogel carregado com cetoconazol para administração tópica de medicamentos. Inventi J.2015;(3):1-10.

41 Jatav MP, Mandlekar R, Ramteke S. Formulação e avaliação de organogel de lecitina para tratamento de artrite. Int J Adv Scient Res. 2015;1(07):300-307.

42.Indian Pharmacopoeia.The Indian Pharmacopoeia Commission,Ghaziabad.2007;2:726-727.

43 Thejeswi B, Debnath S, Babu MN.Formulação e avaliação do adesivo transdérmico contendo anfotericina B.Int J Novel Trends Pharm Sci.2015;5:123-129.

44 Wade A, Meller JP. Handbook of pharmaceutical excipient.2nd ed.American Pharmaceutical association:1994

45 Nie S, Hsiao WW, Pan W, Yang Z. Hidrogel termossensível à base de pluronic F127 contendo lipossomas para a entrega controlada de paclitaxel: estudos *in vitro de libertação* do fármaco, toxicidade celular e absorção. Int J Nanomedicine, 2011;6:151-166.

46 El- Kamel AH.Avaliação in vitro e in vivo do sistema de administração ocular de maleato de timolol baseado em pluronic F 127, Int J Pharm, 2002;241:47- 55.

47 Row RC, Sheskey PJ, Quinn ME. Handbook of pharmaceutical excipients.6th ed.2009:675-678.

48.Indian pharmacopoeia. Reagentes e soluções.6th ed.Gaziabad:comissão da farmacopeia indiana;2010.1:559-562

49 Krishna DM, Thakur PY, Vijay KP. Atividade antileishmanial do desoxicolato de nanoanfotericina B. J Antimicrob Chemother.2008;62:376-380.

50 Libermann HA, Lachman L, Scwartz JB. Pharmaceutical dosage forms:Tablets.2nd ed.Marcel dekker.Inc.New York:Library of congress in publishing data.1989.p-

51 Singh VK, Pramanik K, Pal K. Desenvolvimento e caraterização de organogéis à base de monoestearato de sorbitano e óleo de sésamo para administração tópica de antimicrobianos.AAPS Pharm Sci Tech.2015;16(2):293-305.

52 Mady FM, Essa H, El-Ammawi T, Abdelkader H, Hussein AK.Formulação e avaliação clínica de organogéis de silimarina pluronic-lecitina para o tratamento da dermatite atópica.Drug Des Dev Ther.2016;10:1101-1110.

53 Makwana SB, Patel VA, Parmer SJ. Desenvolvimento e caraterização de gel *in situ* para formulação oftálmica contendo cloridrato de ciprofloxacina. Res Pharm Sci.2016;6:1-6.

54 Shaikh, I.M., et al., Aceclofenac Organogels: Caracterização *in vitro* e *in vivo*. Curr Drug Deliv.2009;6(1): 1-7.

55 Chandira RM e Pradeep PA. Conceção, desenvolvimento e formulação de Gel Dermatológico Antiacne. J of Chem Pharm Res.2010;2(1):401-404.

56 Khan AW, Kotta S, Ansari SH, Sharma RK, Kumar A, Ali J. Formulação, desenvolvimento, otimização e avaliação do gel de aloé vera para a cicatrização de feridas. Pharmacogn Mag.2013;9(1)6-10.

57 Vikrant J, Sonali N. Formulação e avaliação do gel tópico de flurbiprofeno utilizando diferentes agentes gelificantes. World J Pharma Sci. 2013;3(9):654-663.

58 Sakarkar DM, Shrikande VN, Vyas JV, Mahajan N, Jaiswal SB, Dorle AK.Estudos sobre o desenvolvimento de formulações, caraterização e permeação transdérmica de nimesulida a partir de emulgel. Int J Pharm Excip.2004;16(5):381-387.

59 Guleri KT, Preet KL.Formulação e avaliação de gel tópico de aceclofenac. J Drug Deliv Therapeutics.2013;3(6)51-53.

60 Dash S, Murthy PN, Nath L, Chowdhary P.Modelação cinética da libertação de fármacos a partir de sistemas de libertação controlada de fármacos.Ata Pol

Pharm.2010;67(3):217-223.

61 Peppas NA, Analysis of fickian and non fickian drug release from polymers. Pharma Acta.1985;60(11):110-111.

62 Rasool BKA, Khan S.Avaliação *in vitro* de películas bucais mucoadesivas de miconazol.Int J Appl Pharm.2010;2(4):23-26.

63 Tazrart A, Bolzinger MA, Moureau A, Molina T, Coudert S, Angulo JF, et al. Penetração e descontaminação de amerício-241 *ex vivo* utilizando pele de porco fresca e congelada. Chem Bio Inter.2017;267:40-47

64 Nava G, Pinon E, Mendosa L, Mendosa N.Formulação e avaliação *in vitro, ex vivo* e *in vivo* de lipossomas elásticos para administração transdérmica de cetorolac tromethamine.Pharm.2011 ;3:954-970.

65 Jain S, Goswami M, Bhandari A. Estudo da irritação cutânea em adesivo transdérmico de quitosano contendo trazodano HCl em pele de rato. Int J Res Pharm Bio Sci.2011;2(3)1082-1084.

66 Directrizes da OMS-GMP e da ICH para testes de estabilidade de medicamentos. O caminho da farmácia Sci Pharm.2.72-2.79.

67 Helal DA, Dalia AL, Sally AAH, Mohamed AE.Formulação e avaliação do gel tópico de fluconazol.Int J Pharm Pharm Sci.2012;4(5):176-183

68 Patel NA, Patel NJ, Patel RP.Formulação e avaliação de gel de curcumina para aplicação tópica.Pharm Dev Technol.2009;14(1):80-89.

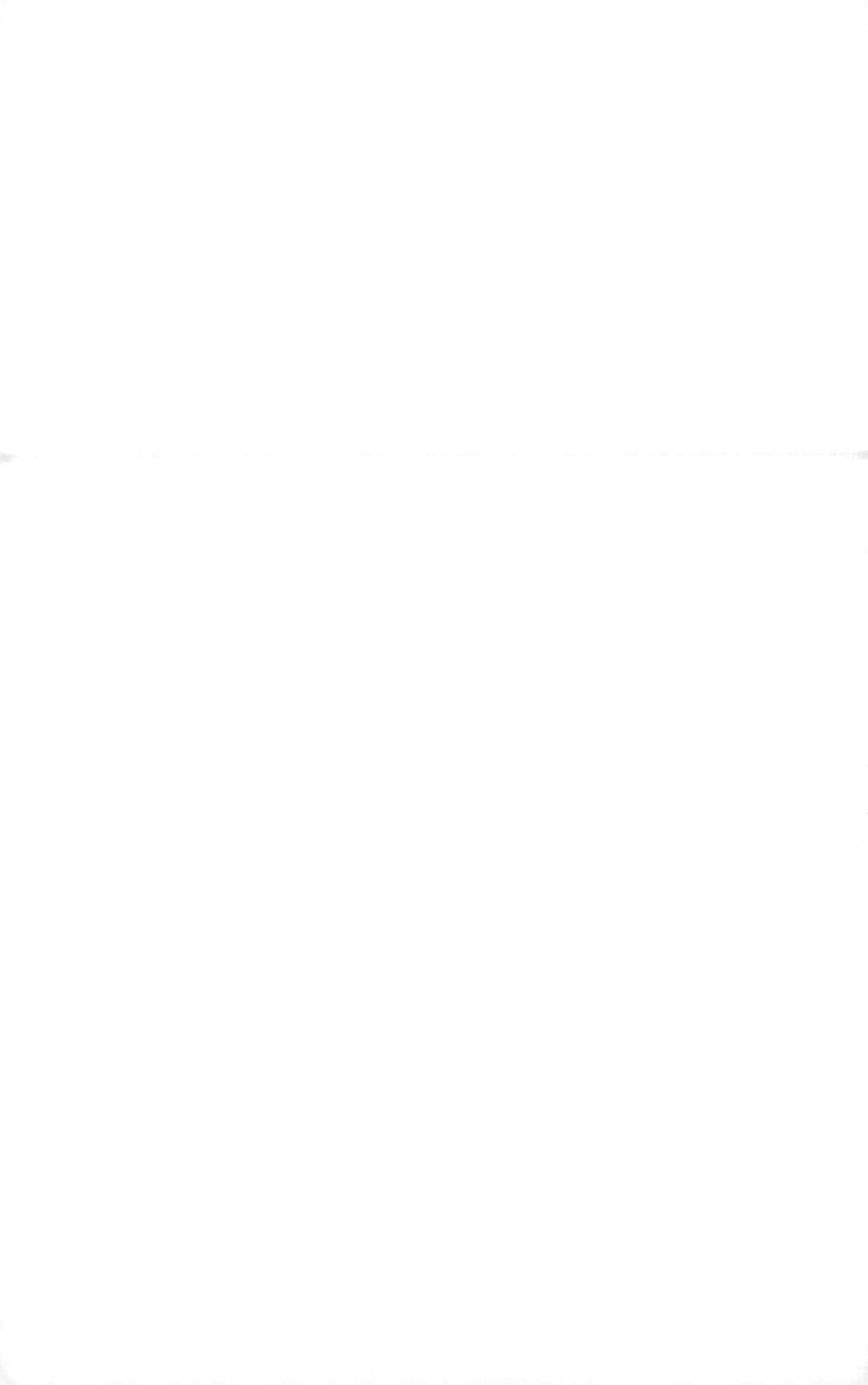

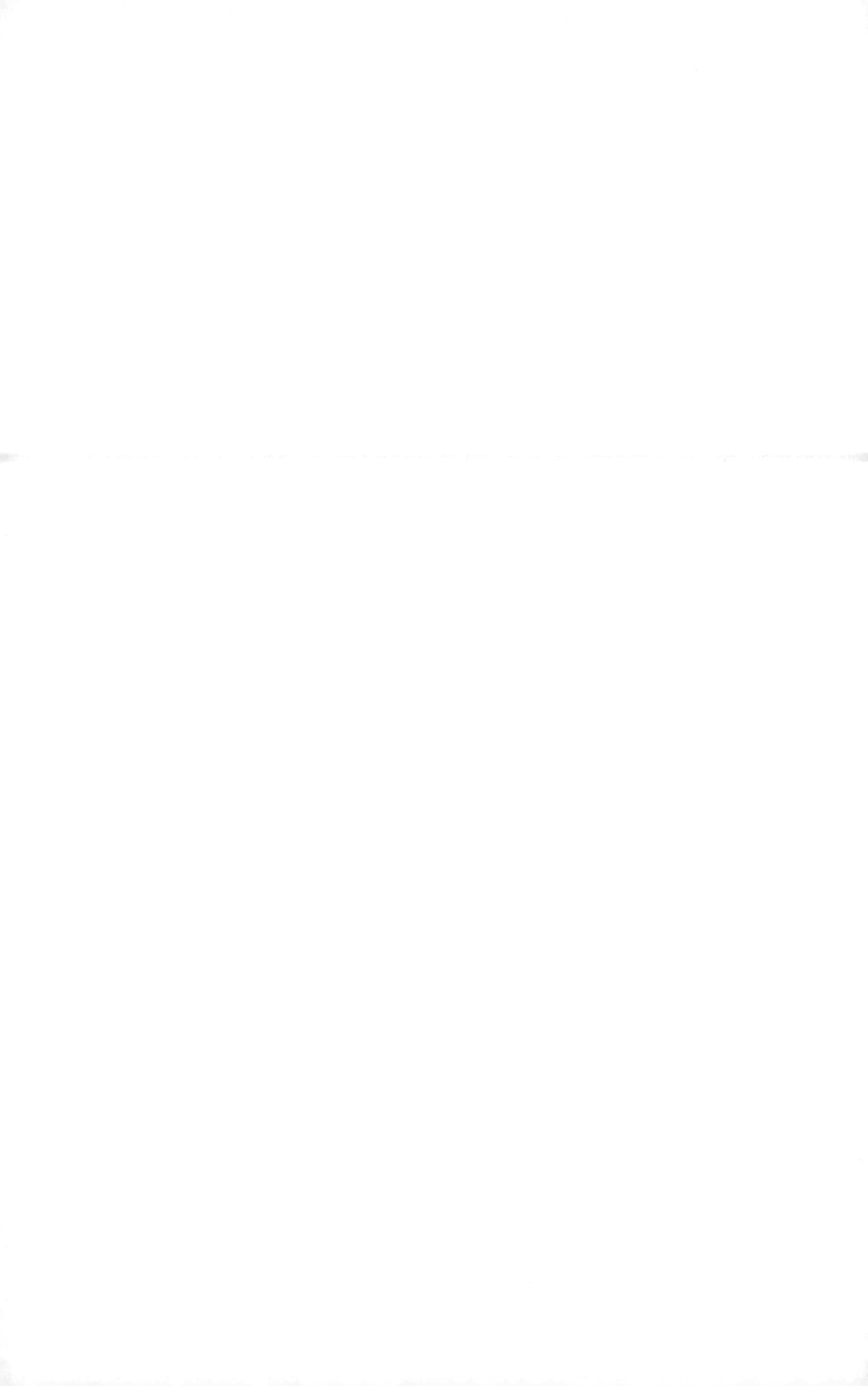

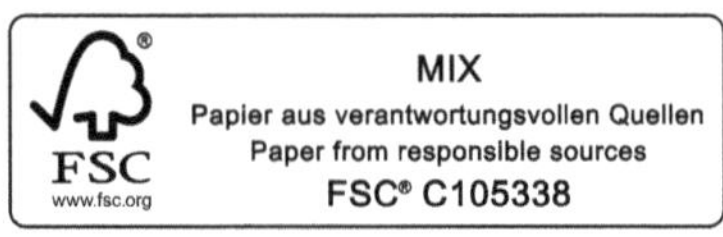

Printed by Books on Demand GmbH, Norderstedt / Germany